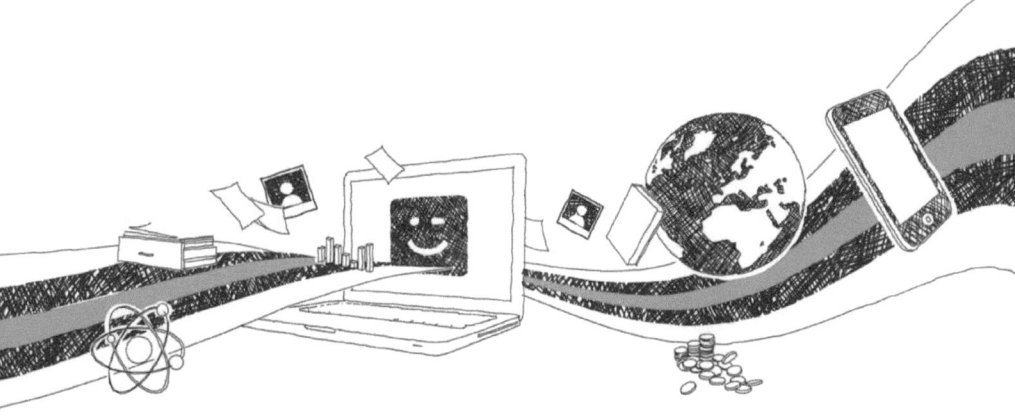
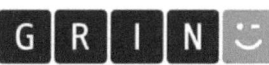

Bibliografische Information der Deutschen Nationalbibliothek:

Die Deutsche Bibliothek verzeichnet diese Publikation in der Deutschen National-
bibliografie; detaillierte bibliografische Daten sind im Internet über http://dnb.d-
nb.de/ abrufbar.

Dieses Werk sowie alle darin enthaltenen einzelnen Beiträge und Abbildungen
sind urheberrechtlich geschützt. Jede Verwertung, die nicht ausdrücklich vom
Urheberrechtsschutz zugelassen ist, bedarf der vorherigen Zustimmung des Verla-
ges. Das gilt insbesondere für Vervielfältigungen, Bearbeitungen, Übersetzungen,
Mikroverfilmungen, Auswertungen durch Datenbanken und für die Einspeicherung
und Verarbeitung in elektronische Systeme. Alle Rechte, auch die des auszugsweisen
Nachdrucks, der fotomechanischen Wiedergabe (einschließlich Mikrokopie) sowie
der Auswertung durch Datenbanken oder ähnliche Einrichtungen, vorbehalten.

Impressum:

Copyright © 2011 GRIN Verlag
Druck und Bindung: Books on Demand GmbH, Norderstedt Germany
ISBN: 9783656097976

Sarah Pinsdorf

Die Kostenexplosion im Gesundheitswesen

GRIN Verlag

GRIN - Your knowledge has value

Der GRIN Verlag publiziert seit 1998 wissenschaftliche Arbeiten von Studenten, Hochschullehrern und anderen Akademikern als eBook und gedrucktes Buch. Die Verlagswebsite www.grin.com ist die ideale Plattform zur Veröffentlichung von Hausarbeiten, Abschlussarbeiten, wissenschaftlichen Aufsätzen, Dissertationen und Fachbüchern.

Besuchen Sie uns im Internet:

http://www.grin.com/

http://www.facebook.com/grincom

http://www.twitter.com/grin_com

Hochschule Fresenius
Fachbereich: Wirtschaft und Medien
Studiengang: Health Economics
Studienort: Köln

Die Kostenexplosion im Gesundheitswesen

Hausarbeit im Fach:
Gesundheitspolitik und Gesundheitssysteme im Vergleich

Eingereicht von: Sarah Pinsdorf
Eingereicht am: 01.02.2011

Inhaltsverzeichnis

Abbildungsverzeichnis

1 Einleitung

„Krankheitskosten: Die Bombe tickt"[1] oder „Krankes System mit Knalleffekt".[2] So oder ähnlich lauten viele Schlagzeilen, wenn es um das deutsche Gesundheitssystem und seine Ausgaben geht. Fraglich ist jedoch, ob diese Aussagen der Realität entsprechen und wenn ja, warum? Warum steigen die Gesundheitsausgaben immer weiter? Drohen die Kosten für die Gesundheitsausgaben in Deutschland wirklich zu explodieren? Welche Möglichkeiten gibt es, um dies zu verhindern? Das deutsche Gesundheitssystem ist überhaupt eines der teuersten der Welt - oder doch nicht?

Die Serie „Krankheitskosten: Die Bombe tickt", die im Mai/Juni 1975 im Magazin „Der Spiegel" erschien[3], lag genau im Meinungstrend der Bevölkerung und bestätigte sie in ihrer Auffassung, dass die Gesundheitsausgaben bzw. die Beitragssätze ständig steigen, ohne dass eine Verbesserung der Versorgung spürbar sei. Passend zu den aktuellen Diskussionen über das Gesundheitssystem veröffentlichte Spiegel-Online im Oktober 2009 eine Neuauflage seines Artikels von 1975 unter dem Titel: „Krankes System mit Knalleffekt – Kostenexplosion im Gesundheitswesen". In diesem Artikel wird erneut gezeigt, dass das deutsche Gesundheitssystem viel zu teuer ist und wie einfach es wäre, Gelder einzusparen, wenn man es nur wolle. So sollen beispielsweise Krankenhausbetten reduziert werden und jeder Patient sollte sich überlegen, ob er wirklich wegen jeder Erkältung zum Arzt gehen muss – frei nach dem Motto: „Ein Land, in dem die Menschen wegen einer Erkältung zum Arzt gehen, bekommt sein Finanzproblem nie in den Griff."[4] Ob derartige Maßnahmen sinnvoll sind und wirklich spürbar Kosten senken oder nur ein Tropfen auf den heißen Stein sind, werde ich versuchen in meiner Hausarbeit zu beantworten.

Zunächst stelle ich das deutsche Gesundheitssystem in seinen Grundstrukturen dar. Anschließend wird die Entstehung des Begriffs „Kostenexplosion" erläutert. Wie kam es dazu und warum kann sich der Begriff bis heute halten? Des Weiteren werden verschiedene Gründe für einen Ausgabenanstieg erläutert sowie Mittel und Wege skizziert, die die Regierung bereits eingeschlagen hat, um eine Kostenexplosion zu verhindern. Genauer eingegangen wird auf das Modell der hausarztzentrierten Versorgung. Um einen Überblick zu erhalten wie teuer das deutsche Gesundheitssystem wirklich ist, werden die Gesundheitsausgaben verschiedener Länder, insbesondere der USA und Deutschland, miteinander verglichen. Hier wird sich zeigen, dass das deutsche Gesundheitssystem gar nicht so schlecht und so teuer ist, wie oft behauptet wird.

---

[1] Der Spiegel [1975].
[2] Böll [2009].
[3] Vgl. Reiners [2009], S. 17.
[4] Böll [2009].

2 Das Gesundheitssystem in Deutschland

Die Grundstrukturen des deutschen Gesundheitssystems entstanden bereits im Mittelalter und haben sich seitdem fortwährend weiterentwickelt.[5]

Heute können sieben Gebote oder Prinzipien unterschieden werden, die im Wesentlichen für das deutsche Gesundheitssystem stehen. Hierzu gehören das Sozialstaatsgebot, das Solidarprinzip, das Subsidiaritätsprinzip, das Bedarfsdeckungsprinzip, das Sachleistungsprinzip, die Versicherungspflicht und die Selbstverwaltung. Diese werden im Folgenden kurz beschrieben, um einen Einblick in die Strukturen des deutschen Gesundheitssystems zu bekommen.

Im Grundgesetz ist festgelegt, dass die Bundesrepublik Deutschland ein „demokratischer und sozialer Bundesstaat"[6] ist. „Die verfassungsmäßige Ordnung in den Ländern muss den Grundsätzen des republikanischen, demokratischen und sozialen Rechtsstaates im Sinne dieses Grundgesetzes entsprechen."[7] Aus diesen beiden Artikeln leitet sich das Sozialstaatgebot ab, das durch die Rechtssprechung des Bundesverfassungsgerichts näher bestimmt wurde.[8] Ziel des Sozialstaates ist es, soziale Gleichberechtigung und soziale Sicherheit zu gewährleisten.[9] Hierzu zählt vor allem die staatliche Verpflichtung zur Daseinsvorsorge im Krankheitsfall. Leistungen muss der Staat jedoch nicht selbst erbringen, er trägt lediglich die Verantwortung dafür, dass es Institutionen gibt, die hierzu in der Lage sind.

Das Solidarprinzip ist das wichtigste und zentrale Prinzip der gesetzlichen Krankenkassen. Alle Mitglieder einer Krankenkasse haben einen Rechtsanspruch auf Hilfe und Unterstützung im Krankheitsfall.[10] Die Unterstützung erfolgt durch Umverteilungen und Solidarausgleiche zwischen verschiedenen Gruppen. Die zentralen Solidarausgleiche finden zwischen Gesunden und Kranken und zwischen höherem und niedrigerem Einkommen statt. Bei der Umverteilung zwischen Gesunden und Kranken werden die Behandlungskosten eines Kranken auf alle anderen beitragspflichtigen Mitglieder umgelegt.[11] Der Solidarausgleich zwischen höherem und niedrigerem Einkommen basiert darauf, dass der Beitragssatz zur Krankenversicherung prozentual vom Einkommen berechnet wird. Mitglieder mit geringerem Einkommen zahlen folglich weniger in die Krankenkasse ein als Mitglieder mit höherem Einkommen. Im Krankheitsfall stehen jedoch allen Versicherten die gleichen Leistungen zu. Beide Solidarausgleiche dienen dazu, dass alle Versicherten, unabhängig von Erkrankungen und wirt-

---

[5] Vgl. Simon [2010], S.16.
[6] Art. 20 Abs. 1 GG.
[7] Art. 28 Abs. 1 GG.
[8] Vgl. Simon [2010], S. 74.
[9] Vgl. Roeder; Hensen [2009], S. 158.
[10] Vgl. Simon [2010], S. 75.
[11] Vgl. Simon [2010], S. 76.

schaftlicher Leistungsfähigkeit, im Bedarfsfall die medizinisch notwendigen Dienst- und Sachleistungen erhalten.[12]

Das Subsidiaritätsprinzip besagt, dass die Eigenverantwortung und Selbsthilfe des Individuums nicht durch die soziale Solidarität und Unterstützung ersetzt werden soll.[13] Es gibt eine nach ihrer Leistungsfähigkeit abgestufte Pyramide, nach der jeder Mensch zunächst versuchen sollte, sich selbst zu helfen. Gelingt ihm dies nicht in ausreichendem Maße, soll er durch den Ehepartner und die Familie unterstützt werden. Erst wenn auch diese überfordert sind, tritt die gesetzliche Krankenversicherung mit den nötigen Unterstützungsleistungen ein. Als letztes kann die Solidargemeinschaft aller Staatsbürger in Anspruch genommen werden.

Nach dem Bedarfsdeckungsprinzip müssen die „Leistungen [...] ausreichend, zweckmäßig und wirtschaftlich sein; sie dürfen das Maß des Notwendigen nicht überschreiten."[14] Dieses Gesetz wird ergänzt durch den Grundsatz der Beitragsstabilität. Krankenkassen und Leistungserbringer sollen Vergütungsvereinbarungen so treffen, dass Beitragserhöhungen ausgeschlossen sind. Dies gilt jedoch nur so lange, wie die notwendige medizinische Versorgung gewährleistet werden kann.[15] Ist dies nicht mehr der Fall, sind Beitragssatzerhöhungen zulässig und sogar rechtlich vorgeschrieben.[16]

Im Sachleistungsprinzip, welches in der gesetzlichen Krankenkasse vorherrscht, schließen Krankenkassen Verträge mit Leistungserbringern ab. Der Leistungserbringer verpflichtet sich zur Behandlung der Mitglieder der Krankenkasse und die Krankenkasse verpflichtet sich zu Vergütung der erbrachten Leistungen. Der Patient bezahlt seinen einkommensabhängigen monatlichen Mitgliedsbeitrag an die Krankenversicherung und kann nach Vorlage seiner Versichertenkarte Leistungen von Vertragsärzten, Krankenhäusern, Apotheken etc. kostenlos in Anspruch nehmen. Diese erhalten die ihnen zustehende Vergütung von der für den Versicherten zuständigen Krankenkasse.[17] Neben dem Sachleistungsprinzip existiert das Kostenerstattungsprinzip, welches in der privaten Krankenversicherung Anwendung findet. Hier begleicht der Patient die Rechnungen des Leistungserbringers zunächst selbst und reicht sie anschließend bei seiner Versicherung ein, die ihm dann grundsätzlich den verausgabten Betrag erstattet. In der gesetzlichen Krankenversicherung kann das Prinzip der Kostenerstattung optional gewählt werden.[18] Das Sachleistungsprinzip hat gegenüber dem Kostenerstattungsprinzip einige Vorteile, so müssen Versicherte keine Rücklagen bilden um Arztrechnungen zu bezahlen, sie müssen bei teuren Krankenhausaufenthalten keine Vo-

---

[12] Vgl. Simon [2010], S. 76.
[13] Vgl. Simon [2010], S. 81.
[14] Vgl. § 12 Abs. 1 SGB V.
[15] Vgl. § 71 Abs. 1 SGB V.
[16] Vgl. Simon [2010], S. 84.
[17] Vgl. Simon [2010], S. 85.
[18] Vgl. Simon [2010], S. 85f.

rauszahlungen leisten und sie brauchen sich nicht mit der Richtigkeit der abgerechneten Leistungen zu befassen. Ein großer Nachteil ist jedoch die mangelnde Transparenz. Die Patienten wissen nicht, wie viel die einzelne Behandlungsmaßnahme kostet und können nicht überprüfen, ob alle abgerechneten Leistungen auch tatsächlich erbracht wurden.[19]

In Deutschland besteht eine Versicherungspflicht in der gesetzlichen Krankenversicherung (GKV) für alle Arbeiter und Angestellten, deren Einkommen unterhalb der Versicherungspflichtgrenze liegen. Zwischen den einzelnen Krankenkassen besteht eine Wahlfreiheit. Personen, die nicht in der GKV versichert sind, sind verpflichtet eine private Krankenversicherung abzuschließen. Die Krankenkassen unterliegen dem Kontrahierungszwang und müssen alle versicherungspflichtigen Personen unabhängig von Alter und Morbidität aufnehmen.[20]

Wie eingangs bereits erwähnt, ist der Staat zur Daseinsvorsorge verpflichtet. Hierzu schafft er Rahmenbedingungen innerhalb derer er Kompetenzen an selbstständige Organe mit eigener Rechtsfähigkeit abgibt. Diese unterliegen der staatlichen Rechtsaufsicht. Die Selbstverwaltung ist auch das Organisationsprinzip der GKV.[21] Durch sie wird der Staat von Verwaltungsaufgaben entlastet. Das Sozialrecht und weitere Gesetze und Verordnungen lassen den Krankenkassen allerdings nur einen relativ geringen Handlungsspielraum. Bis zur Einführung des Gesundheitsfonds gehörte zu ihren Aufgaben auch die Festlegung der Beitragssätze. Diese Kompetenz ging seitdem jedoch weitestgehend auf das Gesundheitsministerium über. Heute ist es den Kassen lediglich erlaubt, einen Zusatzbeitrag zu erheben oder Prämien an die Mitglieder auszuschütten.[22]

3 Die Kostenexplosion: Wie ein Mythos entstand

Der Begriff „Kostenexplosion" wurde 1974 von Heiner Geißler geprägt. Heiner Geißler, damaliger Sozialminister von Rheinland-Pfalz, veröffentlichte eine Studie über die GKV-Ausgaben, in der er eine dramatische Entwicklung der Ausgaben prognostizierte. In einer Indexreihe legte er als Basisjahr 1960=100 fest. Als Bezugsjahr wählte Geißler 1973, in dem die GKV-Ausgaben nach seiner Berechnung schon 457,4 erreicht hatten.[23] Geißler veröffentlichte die Studie zum richtigen Zeitpunkt. In den 1950er und 1960er Jahren stiegen die durchschnittlichen Krankenkassenbeiträge von 6% im Jahr 1950 auf 9,5% im Jahr 1962. Des Weiteren scheiterten zwei Reformversuche.[24] 1964 wurde von der Bundesregierung eine Sozialenquête-Kommission eingesetzt, die 1966 öffentlich zugab, dass „die Bemessung der

---

[19] Vgl. Simon [2010], S. 86.
[20] Vgl. Simon [2010], S. 88.
[21] Vgl. Simon [2010], S. 90.
[22] Vgl. Simon [2010], S. 91.
[23] Vgl. Reiners [2009], S. 17.
[24] Vgl. Gesetzliche Krankenkassen [2011].

Anspruchsniveaus der GKV, durch das zugleich auch die Höhe des Beitragssatzes bestimmt wird"[25], zum Problem geworden sei.

Hinzu kam ein erneuter Anstieg des Beitragssatzes der Krankenkassen von 8,4% im Jahr 1970 auf 10% im Jahr 1975[26]. Als dann im Mai/Juni 1975 auch noch das Magazin „Der Spiegel" seine fünfteilige Serie über die Kostenexplosion veröffentlichte, waren sich endgültig alle sicher, dass die Gesundheitsausgaben kurz davor waren zu explodieren.[27]

Schnell wurde damit begonnen Gegenmaßnahmen einzuleiten, die die Katastrophe verhindern sollten.

Als erste Gegenmaßnahme wurde 1977 das erste Krankenversicherungs-Kostendämpfungsgesetz verabschiedet, in dem Arzneimittel-Höchstbeträge und Leistungsbeschränkungen eingeführt wurden.[28] Es folgten viele weitere Gesetze, die die Kosten dämpfen sollten. Bis heute ist es quasi zur Regel geworden, dass jede Regierung in ihrer Amtsperiode mindestens einmal versucht, das Gesundheitssystem zu reformieren oder wenigstens Kostensteigerungen zu dämpfen.

Wie man sieht, war der Anstieg der Krankenkassenausgaben auch damals schon keine unkontrollierte Kostenexplosion, sondern die Folge einer steigenden Zahl der in der GKV versicherten Personen. Während es 1960 noch 83,4% der Bevölkerung waren, die in der GKV versichert waren, so stieg die Zahl bis 1973 auf 91,5% der Bevölkerung an. Ferner wurde das Leistungsniveau der Pflichtkassen für Arbeiter an den Standard der Angestellten-Ersatzkassen angepasst, was wiederum zu höheren Ausgaben beitrug.[29]

Der Begriff „Kostenexplosion" hätte sich unter normalen Umständen gar nicht so in die Köpfe der Leute gebrannt, hätte Heiner Geißler seine Studie nicht entsprechend manipuliert, um die Ausgabensteigerung noch extremer darzustellen. Geißler manipulierte seine Indexreihe mit dem Trick der „dressierten Kurve". Je nach Bestimmung des Basisjahres einer Indexreihe können Entwicklungen unterschiedlich dargestellt werden. Je kleiner der Ausgangswert und je weiter entfernt das Bezugsjahr, desto größer ist der Steigerungseffekt.[30] Hätte Geißler ein anderes Basisjahr oder ein anderes Bezugsjahr gewählt, hätte er den Begriff „Kostenexplosion" nie in dem Maße prägen können, da ihm die Grundlage dazu gefehlt hätte.

---

[25] Vgl. Reiners [2009], S. 18.
[26] Vgl. Gesetzliche Krankenkassen [2011].
[27] Vgl. Reiners [2009], S. 18.
[28] Vgl. Gesetzliche Krankenkassen [2011].
[29] Vgl. Reiners [2009], S. 19.
[30] Vgl. Reiners [2009], S. 19.

4 Gründe

Es gibt die verschiedensten Gründe, warum die Kostenexplosion immer wieder Thema in den Medien ist. Das Schema der GKV-Reformen macht deutlich, warum alle vier Jahre erneut über das teure deutsche Gesundheitssystem und mögliche Reformen diskutiert wird. Die Verteilungseffekte zeigen die Abhängigkeit der Krankenkasseneinnahmen vom allgemeinen Wirtschaftwachstum. Die „Verschiebebahnhöfe" zeigen, dass es nicht nur Probleme bei der Finanzierung der Krankenkassen gibt und die steigende Anbieterdominanz demonstriert das Ungleichgewicht auf dem Gesundheitsmarkt. Der demographische Wandel ist der zurzeit die meist diskutierte Grund für steigende Gesundheitsausgaben. Eine Prognose über die Bevölkerungsentwicklung zeigt, dass die diesbezüglichen Sorgen von Bevölkerung und Politikern nicht unbegründet sind.

4.1 Schema der GKV-Reformen

Es ist inzwischen üblich, dass in jeder Amtsperiode einer neuen Regierung auch eine Gesundheitsreform durchgeführt wird. Diese laufen in der Regel nach identischem Schema ab: Die Regierung kündigt eine Erhöhung der Zuzahlungen oder eine Kürzung der Leistungen an. Daraufhin decken sich die Patienten im noch laufenden Quartal mit von diesen Maßnahmen bedrohten Leistungen ein. Dies führt zu einer Ausgabensteigerung. Im darauffolgenden Jahr wird die Reform rechtskräftig und die Ausgaben sinken durch die gekürzten Leistungen. Durch die erhöhten Zuzahlungen entstehen zusätzliche Einsparungen bei den Kassen. In dem Jahr nach einer Reform sinken die Ausgaben der Krankenkassen also vor allem im Vergleich zu den Ausgaben im Vorjahr, was vordergründig darauf schließen lässt, dass sich die Reform bewährt hat. Dieses Ergebnis ist jedoch trügerisch, da die Ausgaben vor allem auch sinken, weil viele Leistungen im Vorjahr bereits nachgefragt wurden und somit im Folgejahr weniger Bedarf an diesen Leistungen besteht. Nach ungefähr zwei Jahren beginnen die Ausgaben wieder zu steigen und die nächste Reform steht bevor.[31]

4.2 Verteilungseffekte

Betrachtet man die Entwicklung des Brutto-Inlands-Produkts und die Entwicklung der Einnahmen der Krankenkassen, so sind diese relativ gesunken. Dies liegt daran, dass das beitragspflichtige Einkommen der GKV-Mitglieder ein deutlich geringeres Wachstum aufweist als das allgemeine Wirtschaftswachstum.[32] Dies liegt unter anderem daran, dass das Gehalt von nicht in der GKV versicherungspflichtigen Besserverdienern weiter gestiegen ist, während die Gehälter von normalverdienenden GKV-Mitgliedern kaum angestiegen sind.[33] In den Jahren 1980 bis 2000 stiegen die beitragspflichtigen Einnahmen je GKV-Mitglied um 84,32%

---

[31] Vgl. Reiners [2009], S. 23.
[32] Vgl. Reiners [2009], S. 25.
[33] Vgl. Reiners [2009], S. 26.

an, die Beitragsbemessungsgrenze (West-Deutschland) jedoch um 104,72%.[34] Hätte es hier eine gleichmäßige Entwicklung gegeben, wäre der durchschnittliche GKV-Beitrag heute um 2 bis 3 Prozentpunkte niedriger.[35]

4.3 „Verschiebebahnhöfe"

Um die Sozialversicherungsträger und den Bundeshaushalt zu entlasten, werden Zahlungen von anderen Sozialversicherungsträgern an die GKV immer weiter gekürzt. Im Gegensatz zu Defiziten bei den Krankenkassen muss der Staat für Defizite der Renten- und Arbeitslosenversicherung selbst geradestehen und diese ausgleichen. Die Krankenkassen finanzieren sich hingegen über die Beiträge ihrer Versicherten und müssen gegebenenfalls Zusatzbeiträge erheben, um ihre Kosten zu decken. 1977 tritt das Krankenversicherungs-Kostendämpfungsgesetz in Kraft mit dem Ziel, die Rentenversicherung zu entlasten. Der Krankenversicherungsbeitrag der Rentner wurde von 17% auf 11,7% gesenkt. Darüber hinaus wurden die Zahlungen der Arbeitslosenversicherung an die Krankenkassen gesenkt. Während vorher das Gehalt zur Zeit der Erwerbstätigkeit als beitragspflichtiges Einkommen angesetzt wurde, senkte man es nun auf 80% des vorherigen Gehalts. Heute wird die Krankenversicherung nur noch prozentual vom ausgezahlten Arbeitslosengeld berechnet.[36]

4.4 Steigende Gesundheitsausgaben durch Anbieterdominanz

Auf dem Gesundheitsmarkt herrscht kein Marktgleichgewicht, wie es auf anderen Märkten üblich ist. Dies führt zu einem Marktversagen.[37] Die Gründe hierfür sind vielfältig. Auf dem „normalen" Markt bildet sich der Preis dort, wo Angebot und Nachfrage übereinstimmen. Auf dem Gesundheitsmarkt steht jedoch die Krankenkasse zwischen Anbietern, also Ärzten und Krankenhäusern, und Nachfragern, den Patienten. Dies führt dazu, dass die Preisbildung nicht am freien Markt stattfindet. Ärzte können ihr Honorar nicht selbst bestimmen und Patienten können nicht entscheiden, für welchen Preis sie eine Leistung noch in Anspruch nehmen wollen und ab wann sie ihnen zu teuer ist. Darüber hinaus können Ärzte ihre Nachfrage selber beeinflussen, indem sie Patienten bestimmte Untersuchungen empfehlen. Dies wird als angebotsinduzierte Nachfrage bezeichnet. Ferner spielen das Uno-Actu-Prinzip und die asymmetrische Informationsverteilung eine Rolle.[38] Das Uno-Actu-Prinzip bedeutet, dass Produktion und Konsumtion von ärztlichen oder pflegerischen Leistungen zeitlich und räumlich zusammenfallen. Dies ist zwar auch z.B. beim Frisör oder anderen Dienstleistungen der Fall, es ist jedoch nirgendwo so ausgeprägt wie beim Arzt-Patienten-Verhältnis. Die asymmetrische Informationsverteilung findet man ebenfalls in vielen anderen Bereichen, jedoch

---

[34] Vgl. Reiners [2009], S. 25.
[35] Vgl. Reiners [2009], S. 26.
[36] Vgl. Reiners [2009], S. 26.
[37] Vgl. Reiners [2009], S. 37.
[38] Vgl. Reiners [2009], S. 37.

spielt sie nirgendwo eine so große Rolle wie beim Arzt-Patienten-Verhältnis. Der Arzt hat das gesellschaftliche Mandat, Krankheiten zu diagnostizieren und zu therapieren. Die angebots-induzierte Nachfrage kann zwar nicht zu hundert Prozent belegt werden, jedoch gibt es meh-rere Studien, die einen Zusammenhang zumindest nahelegen. So gibt es bei einer höheren Versorgungsdichte auch höhere Pro-Kopf-Ausgaben. Es ist eher unwahrscheinlich, dass Menschen öfters oder schwerer erkranken, nur weil es mehr Ärzte und Krankenhäuser in der Nähe gibt. Beweisen lässt sich dies jedoch nicht.[39]

---

[39] Vgl. Reiners [2009], S. 38f.

4.5 Demographischer Wandel

Ein weiteres Problem ist der demographische Wandel, der im Wesentlichen auf den Rückgang der Geburtenzahlen[40] und vor allem die stark angestiegene Lebenserwartung der deutschen Bevölkerung zurückzuführen ist.[41] Diese Entwicklung kann auf den steigenden Wohlstand und den medizinischen Fortschritt zurückgeführt werden. Neben diesen positiven Effekten entstehen aber auch neue Herausforderungen für das Gesundheitswesen, denn gerade ältere Menschen entwickeln oft chronische Krankheiten und sind multimorbide. Krankheiten heilen oft nicht mehr aus und die Krankenhausverweildauer erhöht sich enorm.[42] Hier entstehen hohe Kosten, die für die Krankenkassen kaum mehr tragbar sind.[43]

Abb. 1: Altersaufbau der deutschen Bevölkerung 1950

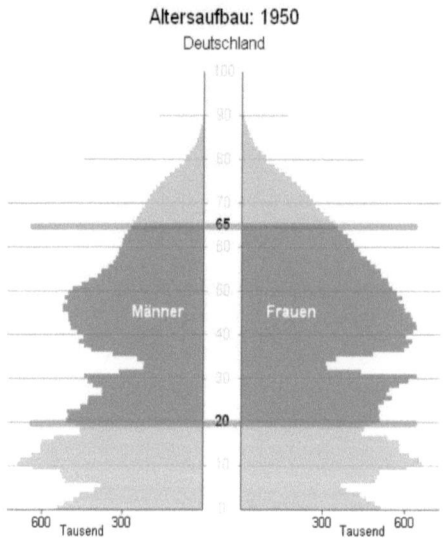

<20	20-64	65+	Gesamt	
21,1	41,5	6,7	69,3	Mill.
30	60	10	100	%

(Quelle: Statistisches Bundesamt [2011])

Abbildung 1 zeigt die deutsche Bevölkerungsstruktur im Jahr 1950 nach Altersgruppen aufgeschlüsselt. Es wird zwischen 0-19-Jährigen, 20-64-Jährigen und Personen über 65 Jahren differenziert. Des Weiteren lassen sich Beitragszahler (grün), also Personen, die erwerbstätig sind und in die gesetzliche Krankenkasse einzahlen, und Leistungsempfänger (gelb u. grau) unterscheiden. Während Kinder und Jugendliche zwischen 0 und 19 Jahren (grau) durch die Eltern beitragsfrei mitversichert sind, zahlen Rentner nur einen geringen Beitrag in

---

[40] Vgl. Baade [2007], S. 11.
[41] Vgl. Statistisches Bundesamt [2010].
[42] Vgl. Steidl; Nigg [2008], S. 63.
[43] Vgl. Erhart; Schinagl; Erhart [2005], S. 294.

die Krankenkasse ein. Der Beitrag errechnet sich aus den beitragspflichtigen Einnahmen. Im Fall der Rentner sind das die ausbezahlte Rente, sonstige Versorgungsbezüge und Einkommen aus selbstständiger Arbeit.[44] Der zu zahlende Beitrag wurde bis Mitte 2005 paritätisch zwischen Rentner und Rentenversicherung aufgeteilt.[45] Seit dem 1. Juli 2005 setzt sich der Beitragssatz aus zwei Komponenten zusammen.[46] Der normale paritätisch aufgeteilte Krankenkassenbeitrag beträgt 7,3 Prozent. Der Rentner muss zusätzlich einen Beitragssatz von 0,9 Prozent tragen.[47] Da die ausgezahlte Rente niedriger ist als der zuvor erhaltene Lohn, ist der Beitrag der Rentner zur Krankenversicherung relativ gering.[48] In Abbildung 1 kann noch von einer normalen Bevölkerungspyramide gesprochen werden. Es gibt viele Geburten und nur relativ wenig Menschen über 65 Jahren. Hier funktioniert der Generationenvertrag, Erwerbstätige kommen für die Kranken- und Rentenversicherung der Rentner auf.

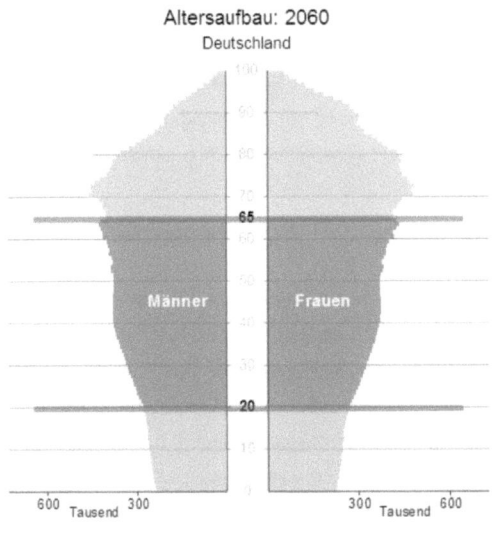

Altersaufbau: 2060
Deutschland

<20	20-64	65+	Gesamt	
10,7	35,7	23	69,4	Mill.
15	51	33	100	%

Abb. 2: Altersaufbau der deutschen Bevölkerung 2060
(Quelle: Statistisches Bundesamt [2011])

Abbildung 2 zeigt den geschätzten Altersaufbau im Jahr 2060. Die Bevölkerungspyramide hat sich umgekehrt und steht nun auf dem Kopf. Es gibt mehr Rentner (33%) als unter 20-Jährige (15%). Die Beiträge der Erwerbstätigen reichen nicht mehr aus, um die Behandlungskosten der vielen Rentner zu tragen.

---

[44] Vgl. Rau [2008], S. 56.
[45] Vgl. Roeder; Hensen [2009], S. 178.
[46] Vgl. Rau [2008], S. 56.
[47] Vgl. Bundesministerium für Gesundheit [2011].
[48] Vgl. Becker; Hoffmann; Puschner; Weinmann [2008], S. 77.

5 Maßnahmen und Lösungsansätze

Die Bundesregierung hat bereits einige Gesetze zur Kostendämpfung erlassen, die aber meist zu Lasten der Versicherten gehen. Immer mehr Leistungen werden gekürzt oder müssen von den Versicherten selbst getragen werden. Neben Maßnahmen, in denen Kosten nur umverteilt werden, gibt es auch Ansätze, die die Kosten von vorneherein reduzieren sollen. Hierzu gehört beispielsweise die hausarztzentrierte Versorgung.

5.1 Wachsende Belastung der Versicherten

Um die Krankenkassen zu entlasten, werden die Versicherten immer häufiger zur Kasse gebeten und immer mehr Leistungen der Krankenkassen gekürzt oder aus dem Leistungskatalog gestrichen. So wurden 1996/1997 die Leistungen der medizinischen Rehabilitation gekürzt, ebenso wurden die Aufwendungen der Beihilfe für die medizinische Versorgung von Beamten reduziert.[49] Im Gesundheitsmodernisierungsgesetz von 2003 wurden weitere Kürzungen der von der Kasse getragenen Leistungen vorgenommen. Es wurde ein genereller Selbstbehalt der Versicherten von 10%, maximal jedoch 10 Euro für alle Leistungen, eine Praxisgebühr von 10 Euro pro Quartal und eine Erhöhung der Zuzahlungen um 22% eingeführt. Des Weiteren wurden OTC-Präparate (nicht rezeptpflichtige Arzneimittel) aus dem Leistungskatalog der GKV ausgeschlossen.[50]

5.2 Privatisierung der Gesundheitsausgaben

Immer mehr Kosten des Gesundheitswesens werden von den Krankenkassen auf den einzelnen Versicherten abgewälzt. Hierdurch soll erreicht werden, dass Versicherte Leistungen nur dann in Anspruch nehmen, wenn sie diese auch wirklich benötigen. Das Phänomen „Moral Hazard" wird im Gesundheitswesen des Öfteren diskutiert. Viele Versicherte wollen aus dem von ihnen bezahlten Beitragssatz so viel Profit wie möglich ziehen, d.h. sie gehen wegen jedem Unwohlsein zum Arzt und versuchen dann so viele Leistungen wie möglich in Anspruch zu nehmen, auch solche, die sie nicht in Anspruch nehmen würden, wenn sie sie aus eigener Tasche bezahlen müssten. In Studien wurde jedoch festgestellt, dass die Steuerungswirkung von Zuzahlungen bezüglich der rationalen Inanspruchnahme von Gesundheitsleistungen gegen Null geht.[51] Es lässt sich allerdings feststellen, dass die private Krankenversicherung (PKV) eine höhere Ausgabensteigerung als die GKV zu verzeichnen hat. Dies liegt daran, dass die PKV keine Instrumente zur Hand hat, um die Vergütung für Ärzte und Krankenhäuser zu beeinflussen. Im Gesundheitswesen besagt eine Faustregel, dass „je freier und unregulierter der Markt" ist, „desto höher die Preise und Krankenversicherungsbeiträ-

---

[49] Vgl. Reiners [2009], S. 22.
[50] AOK-Bundesverband [2004].
[51] Vgl. Reiners [2009], S. 23.

ge"[52] sind. Das beste Beispiel hierfür ist die Gebührenordnung für Ärzte, nach der Ärzte von Privatpatienten abrechnen und das EBM-System, nach dem Vertragsärzte abrechnen. Während Vertragsärzte für jeden Patienten denselben festgelegten Wert abrechnen, können Ärzte von Privatpatienten für dieselbe Leistung das 3,5-Fache abrechnen.[53]

5.3 Hausarztzentrierte Versorgung

Das 2007 in Kraft getretene GKV-Wettbewerbsstärkungsgesetz soll neben einer Verbesserung der Qualität und Transparenz im Gesundheitswesen vor allem zu mehr Wettbewerb durch Erweiterung der Vertragsfreiheiten zwischen Leistungserbringern und der gesetzlichen Krankenversicherung führen. Zu den besonderen Vertragsformen gehört auch die integrierte Versorgung.[54] Der Begriff integrierte Versorgung meint eine leistungsstellenübergreifende Versorgung mit den Zielen, die Kooperation zwischen den einzelnen Gesundheitsdienstleistern zu verbessern und Qualitäts- und Wirtschaftlichkeitsdefizite zu reduzieren.[55] Der Patient wird von der Prävention bis zur Pflege durch das Gesundheitssystem geleitet. Durch die bessere Kommunikation zwischen den verschiedenen Gesundheitsdienstleistern werden dem Patienten lästige und teure Doppeluntersuchungen erspart und die Krankenhausaufenthalte können reduziert werden, da ambulante Behandlungen den stationären vorgezogen werden. Hieraus resultieren massive Kosteneinsparungen für die Krankenkassen.[56] Eine Möglichkeit der Umsetzung der integrierten Versorgung ist das hausarztzentrierte Versorgungsmodell.

Die Hausarztpraxis ist meist die erste Anlaufstelle des Patienten im Gesundheitssystem. Der Arzt betreut seine Patienten meist jahrelang und kennt ihre häusliche und familiäre Umgebung. Als Generalist, der den ganzen Menschen, und nicht nur einzelne Organsysteme, versorgt, nimmt er eine Schlüsselposition in Richtung weiterführender Versorgungsebenen ein. Er koordiniert diagnostische, therapeutische und pflegerische Maßnahmen und bewahrt wesentliche Behandlungsunterlagen aus der ambulanten und stationären Versorgung auf. Die hausarztzentrierte Versorgung wird in Verbindung mit der alternden Bevölkerung und der Zunahme an chronischen Erkrankungen immer wichtiger. Es herrscht ein zunehmender Bedarf an primärärztlicher Versorgung. Des Weiteren hat der Hausarzt eine Lotsenfunktion inne. Zum einen ist das deutsche Gesundheitssystem so komplex und segmentiert, dass es Patienten schwerfällt den richtigen Ansprechpartner für ihr Leiden zu finden. Zum anderen nehmen viele Patienten teure fachärztliche Leistungen in Anspruch, obwohl sie diese nicht benötigen. Der Hausarzt kann in seiner Schlüsselstellung Patienten untersuchen und an-

---

[52] Reiners [2009], S. 23.
[53] Vgl. Simon [2010], S. 227.
[54] Vgl. AOK-Bundesverband [o.J.a].
[55] Vgl. AOK-Bundesverband [o.J.a].
[56] Vgl. Greiling; Dudek [2009], S. 54.

schließend entscheiden, ob eine Facharztbehandlung nötig ist oder nicht und eine entsprechende Überweisung ausstellen. Weitere Vorteile der hausarztzentrierten Versorgung sind die höhere Patientenzufriedenheit durch das persönliche Verhältnis zum Hausarzt und längeren Konsultationszeiten, was wiederum zu einer erhöhten Compliance ("Therapietreue") führt. Die Compliance des Patienten ist für den Behandlungserfolg entscheidend. Gerade bei den zunehmenden chronischen Erkrankungen ist es wichtig, dass die Patienten die Ratschläge des Arztes befolgen und ihre Medikamente regelmäßig einnehmen.[57]

Im Ergebnis lässt sich durch die hausarztzentrierte Versorgung, insbesondere durch präventive Maßnahmen und die Vermeidung der unnötigen Inanspruchnahme teurer Fachärzte, viel Geld sparen.

Die gesetzliche Grundlage zur Umsetzung der hausarztzentrierten Versorgung findet sich in § 73b SBG V. Hier ist festgelegt, dass Krankenkassen verpflichtet sind, ihren Versicherten das hausärztliche Versorgungsmodell anzubieten. Auch sind Anforderungen an die teilnehmenden Hausärzte definiert. Der Hausarzt muss regelmäßig an strukturierten Qualitätszirkeln zur Arzneimitteltherapie teilnehmen, seine Behandlungen müssen auf evidenzbasierten Leitlinien beruhen, er hat eine Fortbildungspflicht zu hausarzttypischen Behandlungsproblemen und ist verpflichtet, ein anerkanntes Qualitätsmanagement in der Praxis einzuführen.[58]

Für die Versicherten ist die Teilnahme freiwillig, der Bindungszeitraum beträgt ein Jahr. Entscheidet sich der Versicherte für die hausarztzentrierte Versorgung, verpflichtet er sich bei jeder Behandlung zunächst den Hausarzt zu konsultieren. Behandlungen durch Fachärzte darf er nur nach Überweisung durch den Hausarzt in Anspruch nehmen.[59] Vorteile für den Patienten ergeben sich aus der besseren und umfangreicheren Versorgung durch den Hausarzt sowie Kosteneinsparungen durch Erlass der Praxisgebühr.

6 Exkurs: Das deutsche Gesundheitssystem – eines der teuersten der Welt?

Das deutsche Gesundheitssystem belegt im Euro Health Consumer Index 2009 den sechsten Platz. Vor allem bei dem Kriterium der Wartezeiten hat Deutschland sehr gut abgeschnitten.[60] Der Versorgungsstandard in Deutschland ist sehr hoch und ermöglicht nahezu der gesamten Bevölkerung einen einfachen Zugang zu Gesundheitsleistungen. Die gesetzliche Krankenkasse bietet im internationalen Vergleich einen sehr großen Leistungskatalog mit einem hohen Versicherungsschutz.[61]

---

[57] Vgl. Wurm; Tesch-Römer [2006], S.359f.
[58] Vgl. Ries; Schnieder; Althaus; Großbölting; Voß [2007], S. 72.
[59] Vgl. Ries; Schnieder; Althaus; Großbölting; Voß [2007], S. 71f.
[60] Vgl. Euro Health Consumer Index [2009].
[61] Bundeszentrale für politische Bildung [o.J.].

6.1 Vergleichsmöglichkeiten

Es gibt zwei Möglichkeiten, Gesundheitsausgaben verschiedener Länder miteinander zu vergleichen: Zum einen die Gesundheitsquote und zum anderen die Kaufkraftparität.

Als **Gesundheitsquote** wird der Anteil der Gesundheitsausgaben am Bruttoinlandsprodukt bezeichnet.[62]

Im Jahr 1975 lag die Gesundheitsquote international noch bei 6 bis 8 Prozent. Bis zum Jahr 2005 stieg sie auf 8 bis 15 Prozent. Deutschland liegt im Vergleich mit anderen Ländern an dritter Stelle hinter den USA und der Schweiz. Da die Gesundheitsquote von den Veränderungen des Bruttoinlandsprodukts abhängig ist, eignet sie sich aber nur bedingt für internationale Vergleiche. Wird davon ausgegangen, dass die Gesundheitsausgaben konstant bleiben, obwohl das Wirtschaftswachstum zurückgeht, so steigt die Gesundheitsquote automatisch an, obwohl sich die Ausgaben nicht ändern. Findet hingegen ein konjunktureller Aufschwung statt, sinkt die Gesundheitsquote, ohne dass die Ausgaben tatsächlich sinken.[63]

Die **Kaufkraftparität** misst die Gesundheitsausgaben pro Kopf in US-Dollar. Hier liegt Deutschland an sechster Stelle. In den letzten zehn Jahren gab es auf Grund verschiedener Kostendämpfungsgesetze nur geringe Ausgabenzuwächse. Während der Ausgabenzuwachs zwischen 1995 und 2005 bei 47,7% lag, betrug er zwischen 2000 und 2005 nur noch 24,8%. Mit 2,2% hatte Deutschland zwischen 1985 und 2005 im Jahresdurchschnitt die geringsten Zuwächse.[64]

Zusammenfassend lässt sich daher sagen, dass das deutsche Gesundheitssystem im internationalen Vergleich nicht so teuer und so schlecht ist wie der Ruf, der ihm insbesondere in Deutschland vorauseilt.

7 Fazit

Aus den vorherigen Ausführungen sind diverse Gründe ersichtlich, warum die Kosten im Gesundheitswesen immer weiter steigen. Durch die wachsende Einkommensdifferenzierung bei den Arbeitnehmern hat die gesetzliche Krankenkasse relativ gesehen immer weniger Geld zur Verfügung. Dies hängt auch mit der Arbeitsmarktentwicklung zusammen. Die Gehälter der GKV-Mitglieder sinken oder stagnieren, nur die überwegend privat versicherten Besserverdiener erhalten immer mehr. Außerdem gibt es viele Arbeitslose, die den vollen Versicherungsschutz genießen, aber nur relativ wenig Geld einzahlen. Hier ist jedoch durch die derzeit sinkenden Arbeitslosenzahlen eine Entspannung der Situation zu erwarten. Problema-

---

[62] Vgl. Wille [2001], S. 51.
[63] Vgl. Reiners [2009], S. 27.
[64] Vgl. Reiners [2009], S. 28f.

tisch bleibt der immer weiter steigende Rentneranteil. Rentner zahlen im Alter weniger an die Krankenkassen, nehmen aber immer mehr Leistungen in Anspruch. Hier macht sich durch gleichzeitiges Absinken der Geburtenrate der demographische Wandel stark bemerkbar. Ältere Menschen werden immer älter und nehmen so viel länger medizinische Hilfe in Anspruch als früher. Dies verursacht hohe Kosten bei einem geringen Beitragsatz. Ferner wirken sich auch politisch verfügte Umschichtungen im Sozialbudget auf den Beitragssatz und die Kosten im Gesundheitswesen aus. Würden die Sozialversicherungträger für ihre Mitglieder dieselben Beiträge zahlen wie alle anderen Versicherten auch, so würde der Beitragssatz ebenfalls sinken. Letztendlich spielt die angebotsinduzierte Nachfrage bei den Gesundheitsausgaben eine große Rolle. Würden Ärzte nur Medikamente verschreiben, die unbedingt notwendig sind und Patienten nicht oft unnötigerweise auch noch an Kollegen überweisen und hierdurch weitere Kosten verursachen, könnten die Ausgaben um ein Vielfaches gesenkt werden.

Anstatt Kosten zu verteilen, nachdem sie entstanden sind, sollte besser ein System zur Kostenvermeidung oder -reduzierung eingeführt werden. Die hausarztzentrierte Versorgung bietet gute Möglichkeiten, das Verhalten der Patienten zu steuern. Durch die Lotsenfunktion des Hausarztes können Doppeluntersuchungen und unnötige Facharztbehandlungen vermieden werden. Hier können direkt Kosten gespart werden. Darüber hinaus würden vom Hausarzt empfohlene Lebensstiländerungen und präventive Maßnahmen ebenfalls zur Vermeidung späterer Behandlungskosten beitragen.

Schlussfolgernd lässt sich sagen, dass die Gesundheitsausgaben zwar eine Tendenz zu überproportionalen Wachstumsraten haben, aber keinesfalls von einer Kostenexplosion gesprochen werden kann. Dies war weder in der Vergangenheit, als der Begriff geprägt wurde, noch ist dies heute der Fall.

Literaturverzeichnis

AOK-Bundesverband [2004]
2004: Gesundheitsmodernisierungsgesetz (GMG), verfügbar unter:
http://www.aok-bv.de/politik/reformaktuell/geschichte/index_00595.html (31.01.2011).

AOK-Bundesverband [o.J.a]
Lexikon, verfügbar unter: http://www.aok-bv.de/lexikon/ (31.01.2011).

Baade, D. [2007]
Demographischer Wandel und internationale Wettbewerbsfähigkeit Deutschlands. Eine Analyse basierend auf Porters Ansatz, Hannover, 2007.

Becker, T.; Hoffmann, H.; Puschner, B.; Weinmann, S. [2008]
Versorgungsmodelle in Psychiatrie und Psychotherapie, Stuttgart, 2008.

Böll, S. [2009]
Krankes System mit Knalleffekt – Kostenexplosion im Gesundheitswesen, verfügbar
unter: http://www.spiegel.de/wirtschaft/soziales/0,1518,653784,00.html (31.01.2011).

Bundesministerium für Gesundheit [2011]
Das hat sich zum 1. Januar 2011 geändert, verfügbar unter:
http://www.bmg.bund.de/krankenversicherung/gesundheitsreform/was-hat-sich-2011-
geaendert.html (31.01.2011).

Bundeszentrale für politische Bildung [o.J.b]
Gesundheitspolitik. Reformbedarf in der GKV-Finanzierung, verfügbar unter:
http://www.bpb.de/themen/EM53VQ,0,Gesundheitspolitik_Lernstation.html?lt=AAA39
7 (31.01.2011).

Der Spiegel [1975]
Krankheitskosten: Die Bombe tickt, verfügbar unter:
http://www.spiegel.de/spiegel/print/d-41558711.html (31.01.2011).

Erhart, C.; Schinagl, S.; Erhart, P. [2005]
Umweltbedingte Gefährdungen der Lebensqualität im Alter, in: Likar, R.; Bernatzky,
G.; Pipam, W.; Janig, H.; Sadjak, A. (Hrsg.): Lebensqualität im Alter. Therapie und
Prophylaxe von Altersleiden, Wien, 2005, S.291-306.

Gesetzliche Krankenkassen [2011]
Gesundheitsreformen. Reformen und Leistungseinschränkungen der Gesetzlichen
Krankenkassen in einer vereinfachten Übersicht, verfügbar unter:
http://www.gesetzlichekrankenkassen.de/reformen/reformen.html (31.01.2011).

Greiling, M.; Dudek, M. [2009]
Schnittstellenmanagement in der Integrierten Versorgung. Eine Analyse der Informa-
tions- und Dokumentationsabläufe, Stuttgart, 2009.

Grundgesetz für die Bundesrepublik Deutschland [2010]
Verfügbar unter: http://www.gesetze-im-internet.de/gg/index.html (31.01.2011).

Health Consumer Powerhouse [2009]
EuroHealth Consumer Index 2009, verfügbar unter:
http://www.healthpowerhouse.com/files/Index%20matrix%20EHCI%202009%200910
01%20final%20A3%20sheet.pdf (31.01.2011).

Rau, F. [2008]
Der Sozialstaat: Prinzipien, Konstituenten und Aufgaben im Gesundheitsbereich, in:
Hensen, G.; Hensen, P. (Hrsg.): Gesundheitswesen und Sozialstaat. Gesundheitsför-
derung zwischen Anspruch und Wirklichkeit, Wiesbaden, 2008, S. 41-60.

Reiners, H. [2009]
Mythen der Gesundheitspolitik, Bern, 2009.

Ries, P.; Schnieder, K.-H.; Althaus, J.; Großbölting, R.; Voß, M. [2007]
Arztrecht. Praxishandbuch für Mediziner, 2. Auflage, Leipzig, 2007.

Roeder, N.; Hensen, P. [2009]
Gesundheitsökonomie, Gesundheitssystem und öffentliche Gesundheitspflege. Ein
praxisorientiertes Kurzlehrbuch, Köln, 2009.

Simon, M. [2010]
Das Gesundheitssystem in Deutschland. Eine Einführung in Struktur und Funktions-
weise, 3. Auflage, Bern, 2010.

Sozialgesetzbuch V [1988]
Verfügbar unter: http://www.gesetze-im-internet.de/sgb_5/ (31.01.2011).

Statistisches Bundesamt [2009]
Koordinierte Bevölkerungsvorausberechnung. Altersaufbau, verfügbar unter:
http://www.destatis.de/bevoelkerungspyramide/ (31.01.2011).

Statistisches Bundesamt [2010]
Lebenserwartung in Deutschland erreicht höchsten Stand, verfügbar unter:
http://www.destatis.de/jetspeed/portal/cms/Sites/destatis/Internet/DE/Presse/pm/2010
/11/PD10__401__12621.psml (31.01.2011).

Steidl, S.; Nigg, B. [2008]
Gerontologie, Geriatrie und Gerontopsychiatrie. Ein Lehrbuch für Pflege- und Ge-
sundheitsberufe, 2. Auflage, Wien, 2008.

Wille, E. [2001]
Gesundheitswesen im Umbruch. Entwicklungstendenzen und Reformoptionen, in:
Schmähl, W.; Ulrich, V. (Hrsg.): Soziale Sicherungssysteme und demographische
Herausforderungen, Tübingen, 2001, S. 45-72.

Wurm, S.; Tesch-Römer, C. [2006]
Gesundheit, Hilfebedarf und Versorgung, in: Tesch-Römer, C.; Engstler, H.; Wurm, S.
(Hrsg.): Altwerden in Deutschland. Sozialer Wandel und individuelle Entwicklung in
der zweiten Lebenshälfte, Wiesbaden, 2006, S. 329-384.

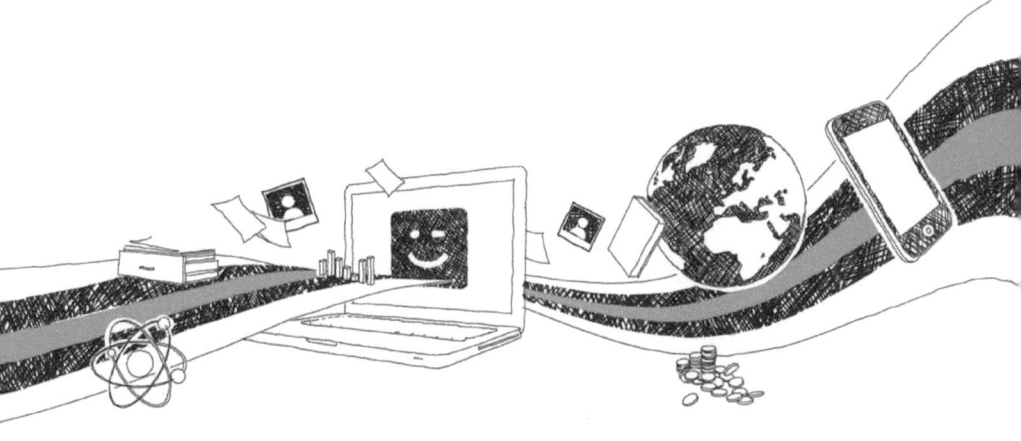
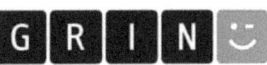